思覺失調症指導手冊

時報出版
ISBN 978-957-13-9686-6
VI00111   NT$350

⦂ 認識思覺失調症

思覺失調症是由於腦中神經化學物質 (例如：多巴胺) 失去平衡，造成多種大腦功能發生障礙的疾病。在病情嚴重時，患者會產生脫離現實的想法和感覺，而且會失去維持日常生活、工作社交的能力。

多數患者會在**青春期**或**成年初期**發病，由於這時正值學業和職涯發展階段，加上病程慢性化、可能復發等特性，對患者、家屬及社會都造成很大影響。

⦂ 治療思覺失調症

思覺失調症是可以治療且得到康復的，尤其是越早治療，效果越好。現行的治療方式以平衡多巴胺功能的藥物為主，搭配多種非藥物的心理、行為、家庭治療與職能復健，多管齊下。

藥物治療：針對腦中神經化學物質進行調整，以達到緩解思覺失調症狀的效果。
心理復健：根據思覺特性，針對壓力調適、認知能力、社交能力等方面進行訓練。
職能復健：根據思覺特性，針對生活自理、工作休閒等方面進行復健。

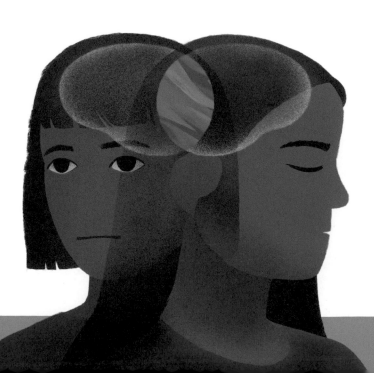

⠐ 思覺失調症對患者可能產生的影響

❶ 記憶力變得非常差

記憶力變得很差,所以如果沒有人在適當的時間做提醒,病人就不會想起來他應該要做什麼。

➡ 請病人做一件事需要反覆提醒,您可能會覺得非常累人、惱人,希望您理解並接受這是個生理現象(大腦功能的障礙),而非病人故意的。

➡ 可以和病人一起研究,慢慢發展一些能幫助他記住需要做的事情或方法的輔助工具。(例如:把排好藥的藥盒擺在房間的書桌上。)

➡ 【提醒】除了要有誠意,也要有技巧;用和緩的語氣、精簡的句子、合適的音量提醒對方,而非用煩躁的態度,以免讓病人覺得被看不起喔!

❷ 外出可能有交通障礙

精神病友因為大腦荷爾蒙失調,失去從小到大在生活中累積的經驗記憶;疾病對腦整體功能的影響稱為「認知障礙」。精神病友和許失智症的長輩一樣,患者會因為景物、環境的變化,而無法正確的辨識自己要去的地方,因此很容易迷路;有些時候,患者會因為症狀而懼怕人群、或者是不知道遇到一些狀況時要如何處理;種種因素使許多思覺失調症的患者有自己出遠門、交通上的困難。

➡ 我們可以多留心一下,當要求或鼓勵患者外出而被拒絕時,有可能是當事者有交通上的困難,他們可能有好一段時間,需要有人陪伴才能放心出門,或者有可能需要較多次數的交通陪同練習。

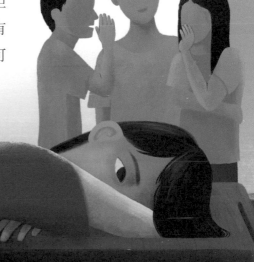

❸ 日常生活中有許多事情都漸漸做不到了

思覺失調症是腦部荷爾蒙（神經傳導物質）失調的疾病，腦荷爾蒙失調時，就好像是腦中原有的自動化軟體全部被破壞掉一樣，從小到大累積的「經驗值」不見了，所以以前能做的，變成不能做、做不到了。

➡ 陪伴患者慢慢練習，我們生活中點點滴滴的操作經驗值，是可以再練回來的，這就是精神疾病需要從生活中復健的真義。

➡ 將事情拆解成幾個步驟，挑出單項來邀請和指導病人操作，一段時間養成習慣後（大腦重新有經驗值），再漸進地增加項目；或者不再增加，維持幾個項目持續給予病友做事貢獻的機會。

❹ 病人的妄想、幻覺、思考固著性，對周遭的人產生影響

患者不知道自己病了，在不知道自己病了的情況下，原本可以做的事情，卻從某日開始做不到了，家人希望他們做的事也不知道怎麼回事就是難做／不想做／做不好。有些精神病友會因此覺得到處都在陷害他，世界開始和自己作對一定是因為……，產生了大家口中的「被害妄想」。

➡ 理解病患的感受，「聽」、「聽懂」他們的「心情和感受」，同理他們「原來是因為感覺上一直聽到隔壁的敲打聲，所以才會站在牆邊大罵」、「一直聽到這種聲音的難受感覺」，再適當地說明，自己因為沒有聽到這樣的聲音，所以才會不能理解對方大罵是在做什麼、自己被這些罵聲嚇到了。

➡ 協助患者就醫治療，透過醫師開的藥物來削減聲音的威力。

➡ 買台收音機聽聽音樂或者去公園走幾圈，來減輕幻聽的干擾。

➡ 患者老是反覆講些同樣的話、提到不存在的感覺，這是病友的日常、平常心面對即可。

結　論　CONCLUSION

理解腦部的疾病會對生活功能產生影響，

但可以藉由治療和復健來重拾生活中的點點滴滴；

服藥可以削減妄想和幻覺的影響力，

但幻覺和妄想仍然可能存在，

傾聽、理解，尋找因應方式，以平常心面對。

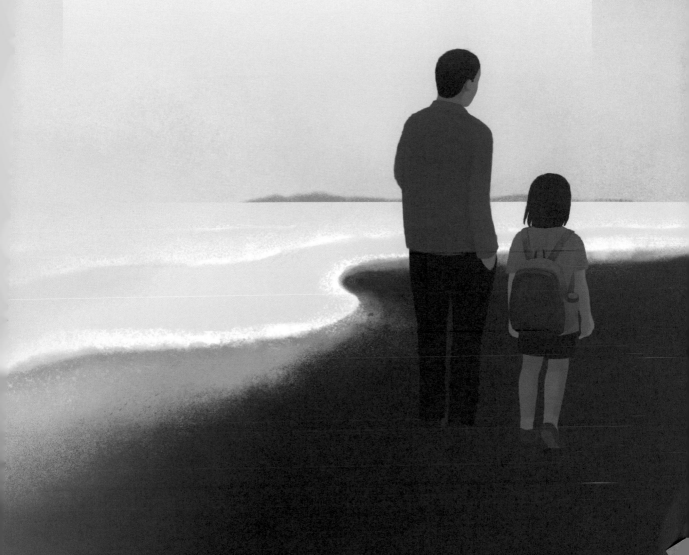

給予患者的支持與陪伴

❶ 表達對患者的尊重」、「願意傾聽對方說話」，建立互信

➜ 對談中使用「請、謝謝」，讓患者覺得自己受到尊重。

➜ 在對話過程中時時提醒自己「忍住回應、繼續聽下去」，無論對方說什麼都先聽下去、聽他說完；之後再學習將自己所聽到的，簡要說明，請對方確認自己是否聽對了。

❷ 有對話的基礎後，進一步增加自己對思覺失調症 / 精神疾病的理解

➜ 理解罹患精神疾病不是患者自己的選擇，也不是任何人的錯。有人生病不表示就有人需要為此負責，不必找出「罪人」，但可以積極尋找或主動來做病人的「貴人」。

➜ 身心靈受到病痛折磨，病人很容易感覺「累」；服藥之後，藥物有副作用需要身體的排泄、或者有鎮靜的效果，都可能會讓患者需要更多的睡眠，或者病人的手腳活動力會變得較差，因此病患需要充分的休養。

➜ 幫助患者「提升自信」。思覺失調症的患者並不是笨，同樣都是人類，病友和其他人一樣有喜怒哀樂愛惡欲各類情緒。面對疾病需要有奮戰疾病的勇氣和百折不撓的精神，因此更需要旁人給予鼓勵及信心。例如：參加一些精神公益組織舉辦的活動，多認識一些朋友，增加人際互動的機會，同時也可以增長自信。

➜ 患者激動的情緒容易變成會爆炸的火山，危險或者關係斷裂的遺憾容易隨之而來。情緒事件過後，其實病人也是會很自責的，而周遭的人如何繼續陪伴與接納，對於患者來說格外重要。

❸ 理解患者服藥的副作用，並尋找因應之道

➡ 常見的思覺失調症藥物 (抗精神藥物) 副作用是可能讓病人的食慾變大，服藥後有可能會想大量進食，要避免因吃而嚴厲斥責病友，若是顧慮健康，則可在食物種類的供應和選擇上做些取捨。

➡ 服藥會讓頭暈暈的，所以可能邊吃邊掉食物渣，較好的方法是：白天先討論與練習解決對策、晚上操作，例如：晚上吃東西時，拿較大的碗或合適的托盤來盛，讓食物渣掉在碗裡，吃完可直接放入水槽浸水，天亮後再請病友洗起來 (服藥後頭較昏沉，此時若不適合馬上洗碗，就隔日早上再洗)。

❹ 遇到患者妄想嚴重，有可能發生危險行為時

➡ 儘量把周圍的危險物品移除。

➡ 多傾聽，明白患者究竟感受到什麼、同理他因此而引發出情緒的事實，幫助患者的心情可以慢慢平靜下來。

➡ 避免隨意附和。傾聽同理並不是隨意附和；勿為了安撫或息事寧人，無論患者說些什麼、不管自己是否聽得懂，一律點頭表示贊同 (好好好，你說的都對)，這是很危險、不適當的；會讓情緒激動的人「發現」只要兇就可以達到目的，造成惡性循環。且有可能因此病人驗證自己的妄想，而那些妄想說不定有可能讓病友做出自傷或傷人的行為，我們的隨意附和，可能會被解讀為「果然如此 / 你也知道」，因此而更容易產生危險行為。

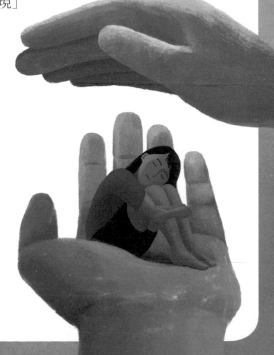

➡ 與病友關係不好、互罵情緒激動時，不論是病友或家屬自己，最好能拉開彼此的距離。

➡ 儘量避免在「夜間」與患者討論事情或者要求他做事情。

➡ 記錄下來患者較異常、有危險性行為的日期、時間等，在就醫或者需要啟動強制住院機制時，可以提供給醫療單位參考。

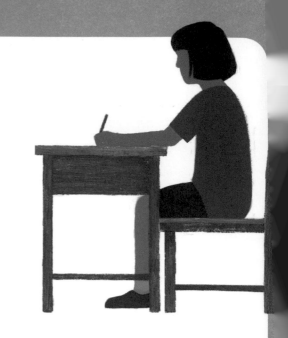

➡ 對外求助。雖然目前政府可以給的幫忙並不多，但困難的事情不必一個人硬撐，向親友、政府各單位求助是好的嘗試。

❺ 家屬的自我照顧，以及面對自己的人生課題：

➡ 家屬需要長久照顧病友，感覺疲累是自然的；因此，家屬需要謹記「留得青山在，不怕沒柴燒」。保持自己的身體健康，在患者需要緊急協助時，才能有能量、能力給予協助。

❻ 表達支持而非放棄：

➡ 患者生病後會喪失許多原有的能力，信心大受打擊，家屬若是在不了解、不理解的情況下，不知道該如何幫忙，容易跟病人說：「我放棄你了」這類的話，對患者來說無疑是雪上加霜，可能導致患者的病情、激動的情緒和行為大爆發。

❼ 勸說患者治療或參加活動：

➡ 許多患者會認為自己沒有生病，不需要就醫看診，這是自然、可以理解的，這時不必爭辯是否有疾病，但可以共同觀察、與患者一起體會，如果看診服藥一段時間後，會有什麼好處；也可以共同觀察、紀錄，沒有看診服藥一段時間後，生活上會遇到什麼困難。

➡ 參加活動或使用服務的，最重要的原則是「事緩則圓」，不能太心急。依病患的狀況安排，採取「漸進式」，從原本的一年一次、一季一次，慢慢到經常性出席的日間服務或就業服務。

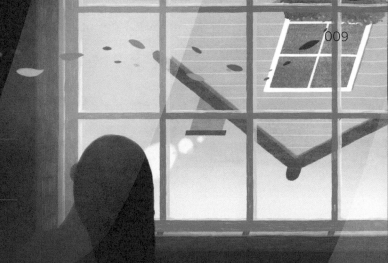

支持思覺失調症
患者的社區資源

❶ 精神復健機構：

這是依「精神衛生法」由衛生局主管的服務，分為日間型（白天去）的「社區復健中心」和全日型（住宿）的「康復之家」兩類服務。日間中心不收費用，住康復之家要收費。上網查找名單：先進入【心理及口腔健康司】（首頁）https://dep.mohw.gov.tw/DOMHAOH/mp-107.html，而後依次點選：精神疾病防治／精神照護資源／精神復健機構資源。

❷ 社政系統補助的服務：

包括依「身心障礙者權益保障法」由社會局主管的「日間作業設施服務」（俗稱：小規模作業所）、樂活服務、身心障礙資源中心、精神障礙會所 (clubhouse)…等服務，可上各縣市社會局網站或者打電話去社會局查詢。

❸ 身心障礙者就業服務：

依「身心障礙者權益保障法」由勞動局主管的就業服務，包括：職前準備、庇護工場、支持性就業、社區化就業、職業訓練等幾類服務，可上各縣市勞動局網站或電話查詢。

❹ 各縣市衛生局提供的駐點心理師晤談服務：

例如：台北市各健康服務中心（衛生所）內有駐點心理師服務；精神障礙者有優惠，不過這類服務通常需要先電話聯絡，由承辦單位評估是否合適排心理師晤談，需預約晤談時間。

❺ 各縣市轄區內的精神醫院、身心科診所服務：

可上網查找各縣市【社區心理衛生中心】官網，點選「資源地圖」之類的選項，進入查閱。

❻ 精神護理之家：

需收較高費用，上網查找路徑：【心理及口腔健康司】/精神疾病防治／精神照護資源。

服務精神障礙者、家屬的公益組織：

團體名稱	電話	電子郵件
臺北市康復之友協會	02-2765-2947	tpmra@ms9.hinet.net
台北市心生活協會	02-2732-8631	heart.life@msa.hinet.net
伊甸基金會 - 活泉之家	02-2230-6670 分機 6101、6102、6103	dep110@eden.org.tw
新北市康復之友協會	02-2255-1480	tcamiceo@hotmail.com
基隆市康復之友協會	02-2455 4525	lc9091l3el3@gmail.com
桃園市康復之友協會	03-462-7920、03-4627933	ca19@ms34.hinet.net
桃園市社區精神復健協會	03-3731845	tgc.sw02@gmail.com
新竹市精神健康協會	03-5612301	yihchuan.peng@gmail.com
新竹市心理衛生協會	03-5152464	hccgmha@yahoo.com.tw
台灣風信子精神障礙者權益促進協會	03-5696376	cuckoomaster@gmail.com
新竹縣康復之友協會	03-511-1041	mind.hsinchu@msa.hinet.net
苗栗縣康復之友協會	03-7690846	kf690846@gmail.com
臺中市康復之友協會	04-2471-5298	mental2.mratc@msa.hinet.net
臺中市私立精神衛生社福基金會	04-25256465	tcmhf105@gmail.com
彰化縣康復之友協會	04-7299655	a7299655@yahoo.com.tw
南投縣康復之友協會	04-9242 2925	mranc2422925@yahoo.com.tw
南投縣心理衛生協進會	04-92328818	nato.cm1@msa.hinet.net
宜蘭縣康復之友協會	03-9333710	kf.kf007@msa.hinet.net
宜蘭縣普達關懷協進會	03-9613398	pei.de.ca@gmail.com
花蓮縣康復之友協會	03-8310787	hualien_kangfu@yahoo.com.tw
臺東縣康復之友協會	08-923 2332	cohelperstaitung@gmail.com
嘉義市心康復之友協會	05-276 2270	cycmra@gmail.com
嘉義縣精神康扶之友協會	05-2790533	kfgelang97949297@yahoo.com.t
臺南市康復之友協會	06-2678533	nanscon.org@msa.hinet.net
高雄市心理復健協會	07-3381771	x12762002@yahoc.com.tw
高雄市快樂堤心理協會	07-2729834	k2823842@ms35.hinet.net
高雄市築夢關懷協會	07-5537971	dreammakingass@gmail.com
高雄市小草關懷協會	07-8061733	grasscare98@gmail.com
高雄市大崗山康復之友協會	07-6221263	gangshan@giga.net.tw
高雄市耕馨身心關懷協會	07-747-5772	clover20060723@gmail.com
社團法人屏東縣向陽康復之友協會	08-7212485	pt.sunny.mra@gmail.com
澎湖縣康復之友協會	06-9262374	x931218@yahoo.com.tw
金門縣康復之友協會	08-2334380	laelerko@hotmail.com
中華民國康復之友聯盟	02-2585-0810	tamiroc@tamiroc.org.tw
財團法人精神健康基金會	02-2327-9938	service@mhf.org.tw
臺灣社會心理復健協會	02-2391-3995	tapsr9973@gmail.com
臺灣家連家精神健康教育協會	02-8921-0406	fl2013tw@gmail.com

一起走過愛的蠻荒

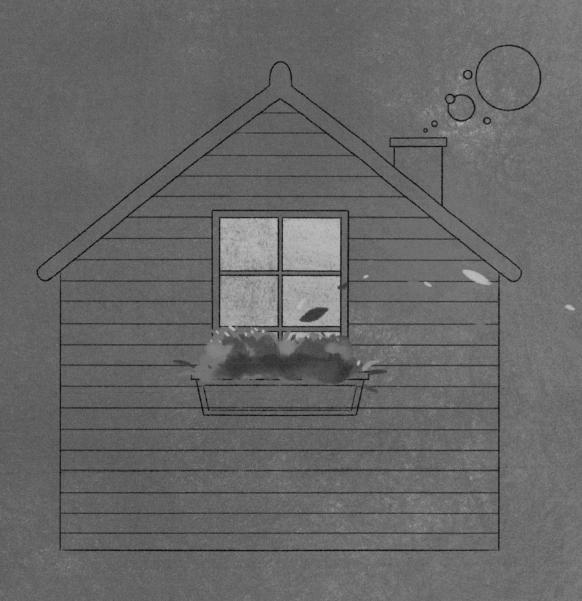

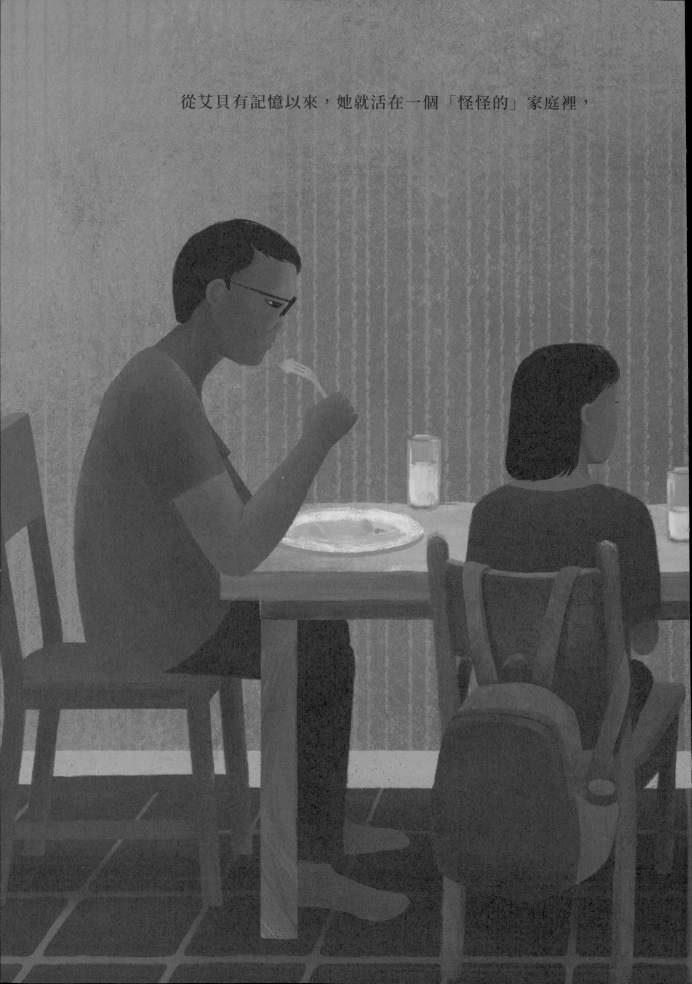

從艾貝有記憶以來，她就活在一個「怪怪的」家庭裡，

因為她有一位「怪怪的」媽媽。

怪怪的、怪怪的，不管在哪裡艾貝的媽媽都怪怪的。

有時候她的媽媽在家裡會對著空氣說奇怪的話，

一家人外出的時候，她的媽媽又常常覺得路人都要傷害她。

每次發生這種情況，艾貝都不知道怎麼辦，

只好跟自己說：「只要我乖一點，媽媽就不會這樣了……」

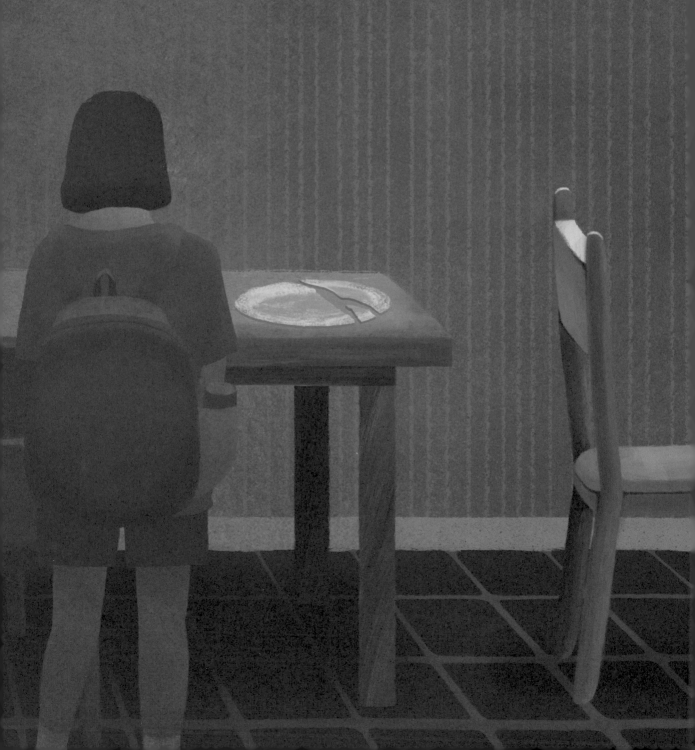

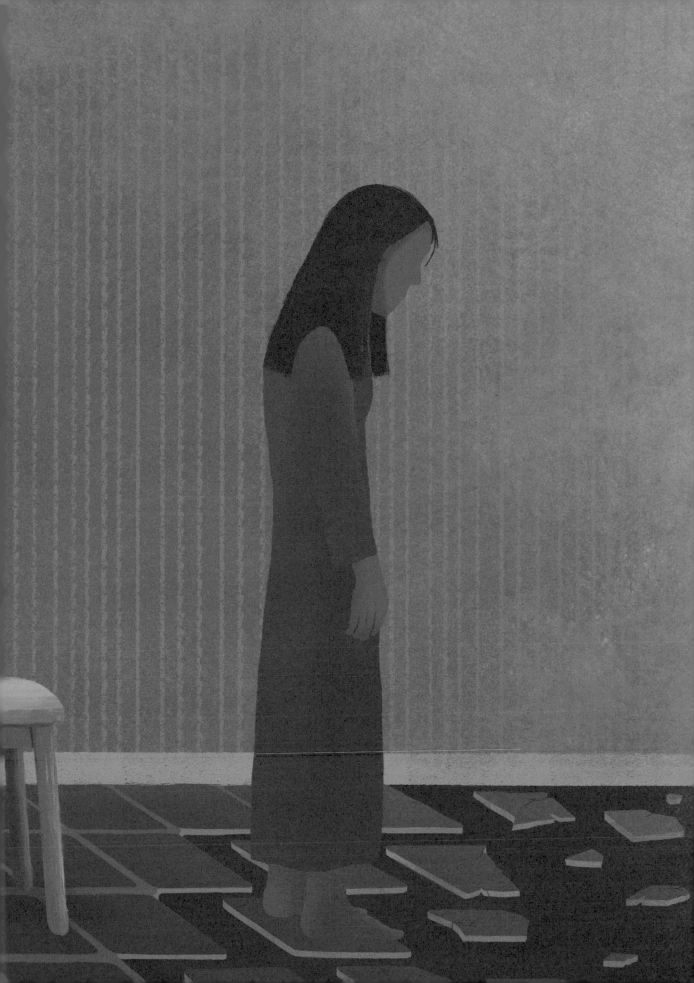

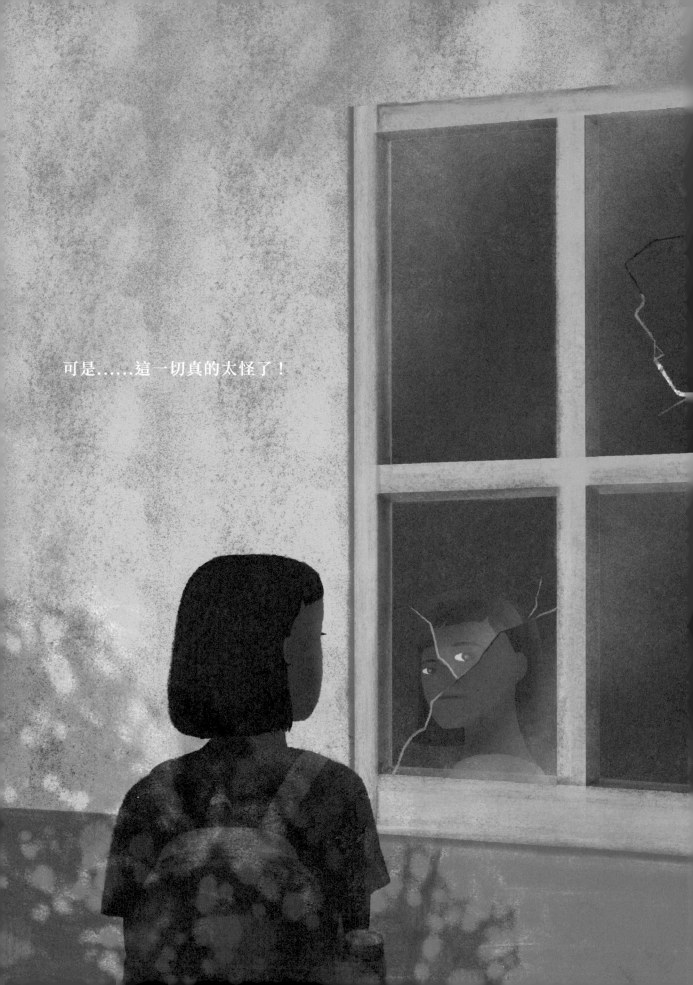

可是……這一切真的太怪了！

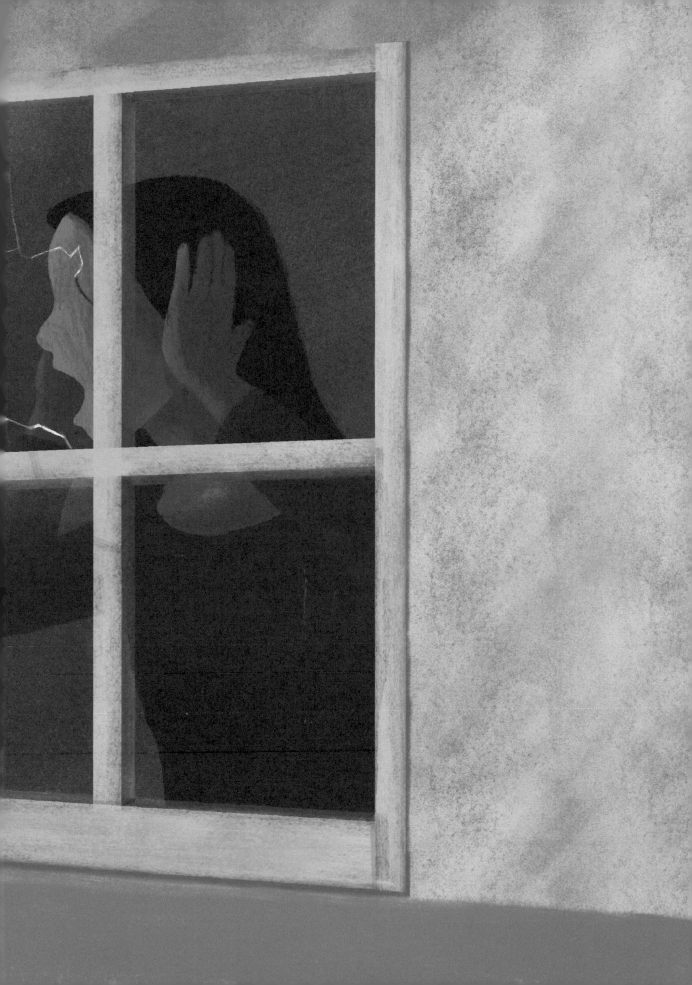

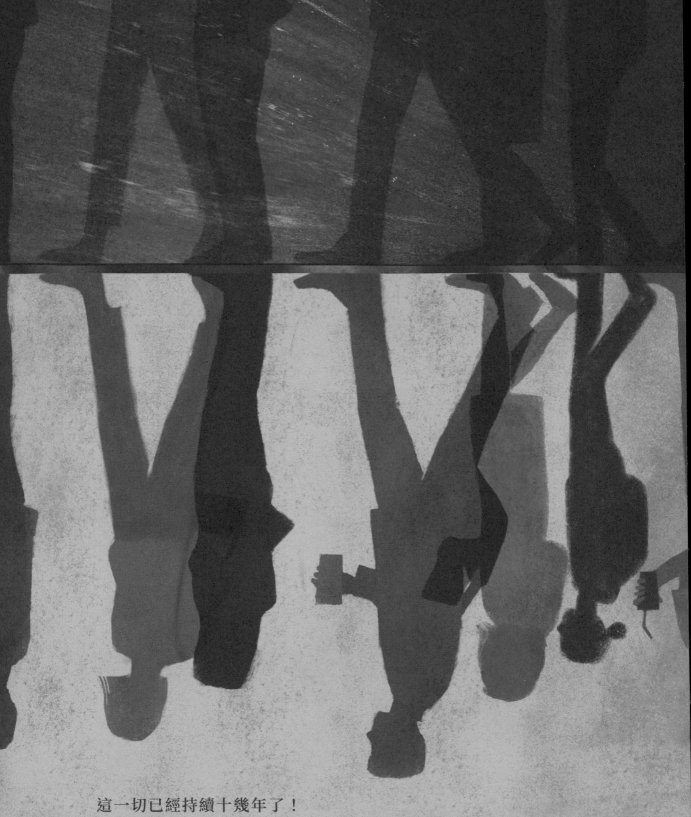

這一切已經持續十幾年了！

艾貝好希望有人跟她解釋為什麼媽媽怪怪的？

艾貝的媽媽好忙、好忙，根本沒時間跟她說。

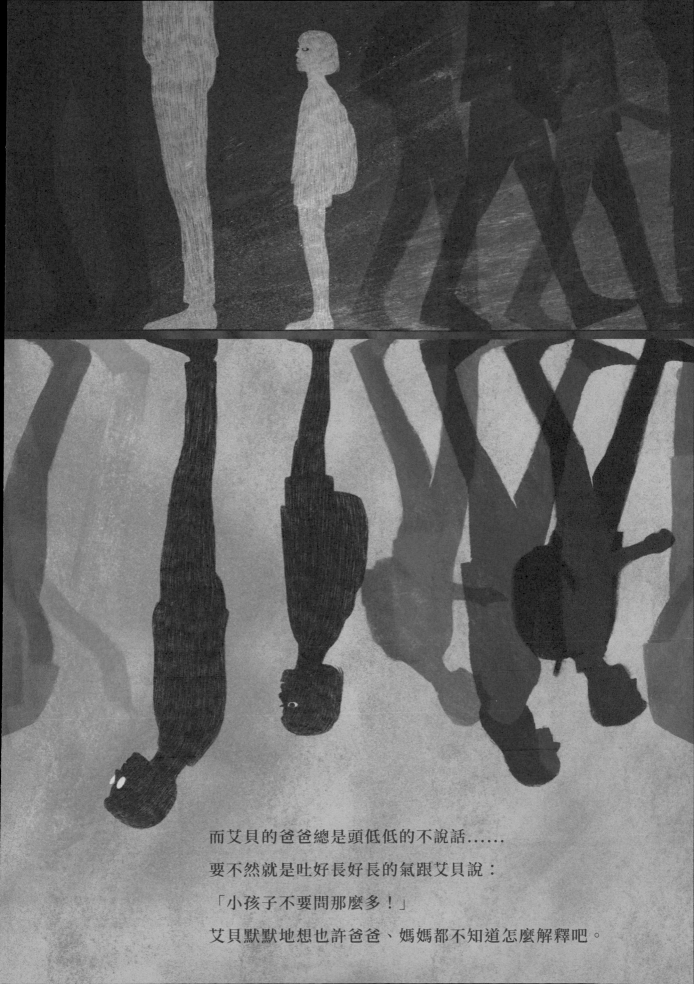

而艾貝的爸爸總是頭低低的不說話⋯⋯

要不然就是吐好長好長的氣跟艾貝說：

「小孩子不要問那麼多！」

艾貝默默地想也許爸爸、媽媽都不知道怎麼解釋吧。

艾貝聽過的唯一解釋，是同學們告訴她的。
同學們說艾貝的媽媽會怪怪的，因為她媽媽是……

白痴、
智障、
瘋子、
神經病……

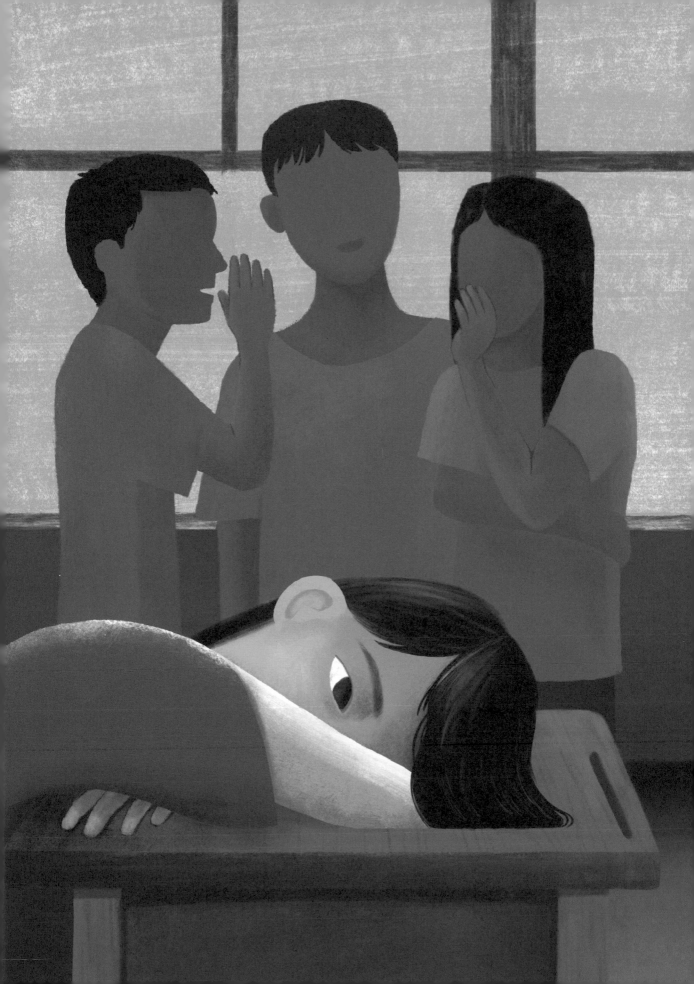

每次聽到同學們這樣說，艾貝就會想逃回家裡，

躲在棉被底下大哭。

艾貝不想承認自己的媽媽是白痴、

是智障、

是瘋子、

是神經病，

因為她不想當「瘋子的小孩」。

只是別人的嘲笑聽久了，艾貝也習慣了，習慣把自己藏起來。

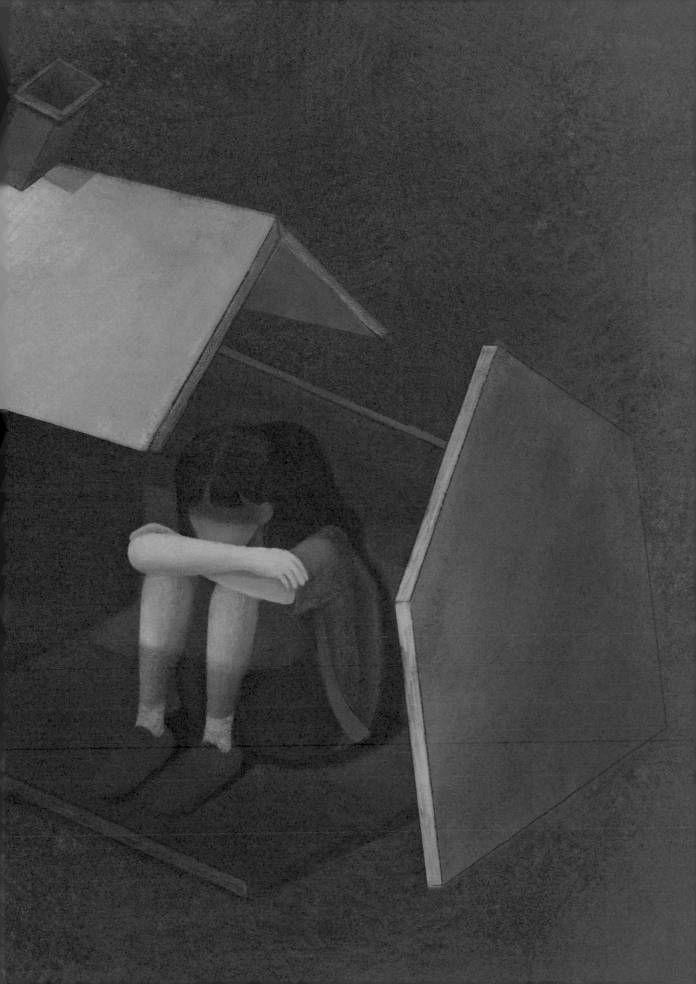

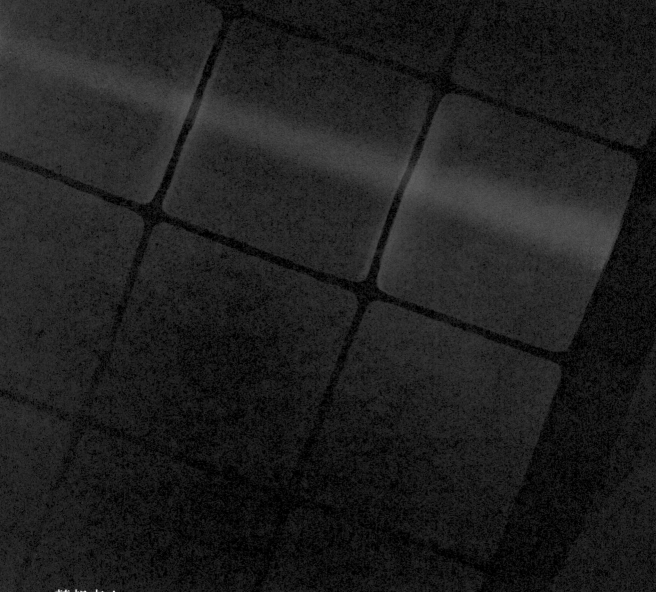

藏起來！

把心事藏起來，把怪怪的媽媽藏起來……

艾貝藏住自己的秘密，也藏住自己的難過，
她使盡全力表現得跟其他人一樣。

只是她的秘密和難過總是有辦法找到隙縫鑽出來，

變成艾貝手腕上一道道深深的傷痕。

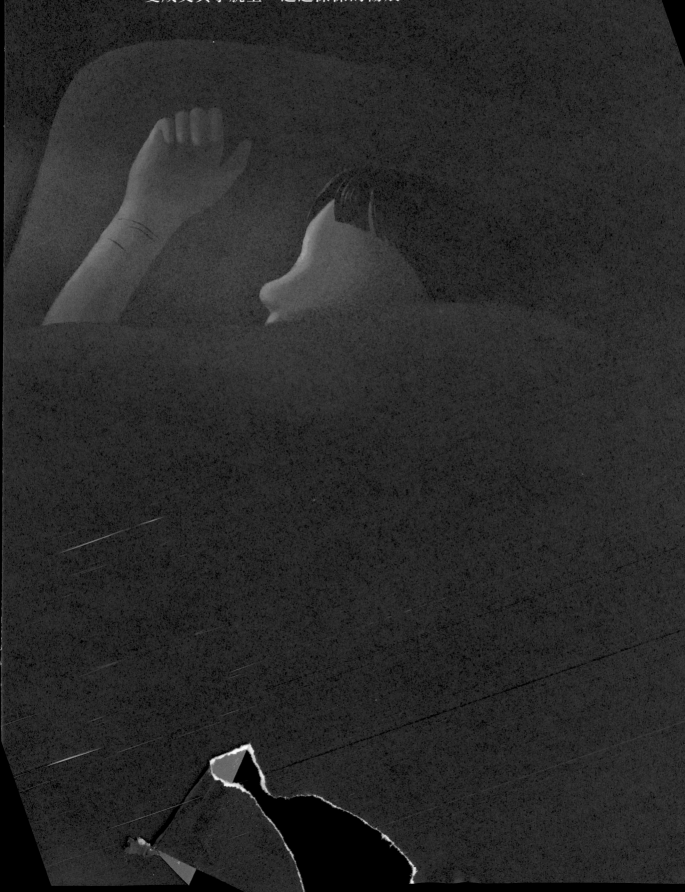

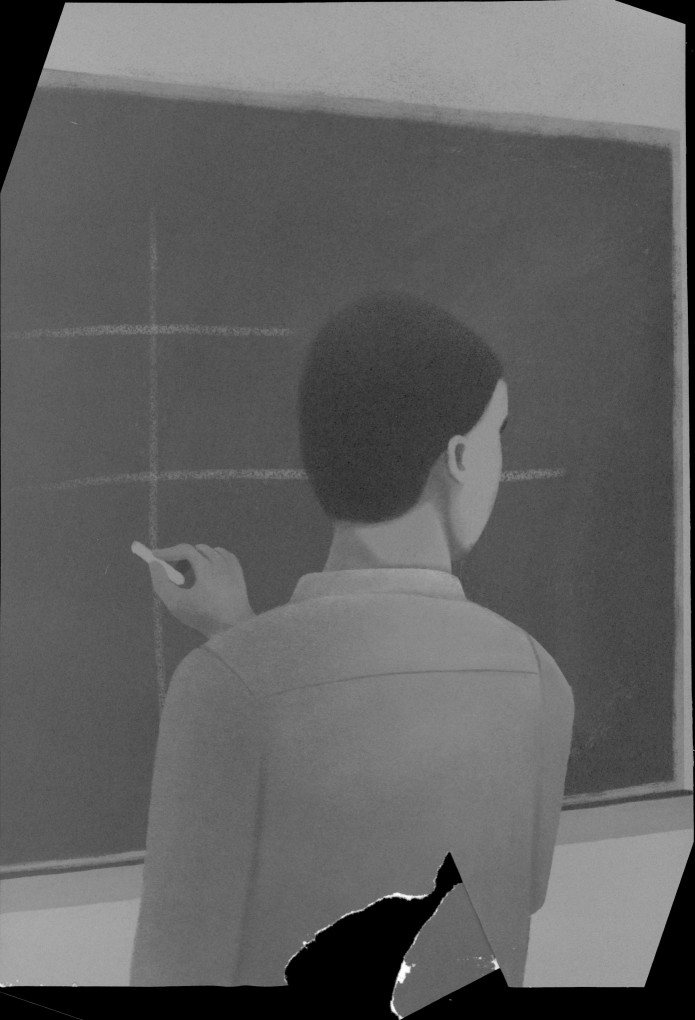

艾貝藏得好累好累。

隱藏得好累好累的秘密和難過，卻被她的老師國國發現。

國國發現艾貝手上的傷痕，想起幾次要去她家做家庭訪問，

可是都被她面有難色地拒絕。

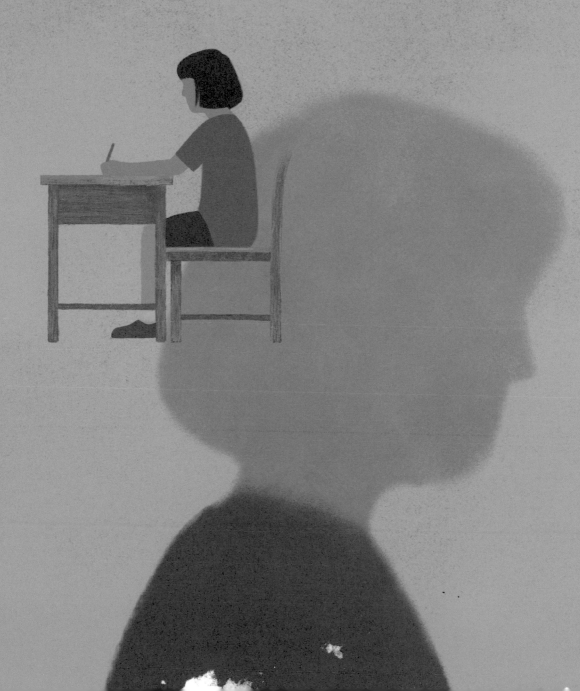

一天放學過後國國把艾貝留下來……

「你手上的傷痕是不是有話想說？」國國溫柔地說。

艾貝沒有回應，可是她的身體在發抖。

國國又說「艾貝，你只需要說你願意說的。慢慢來，我等你。」

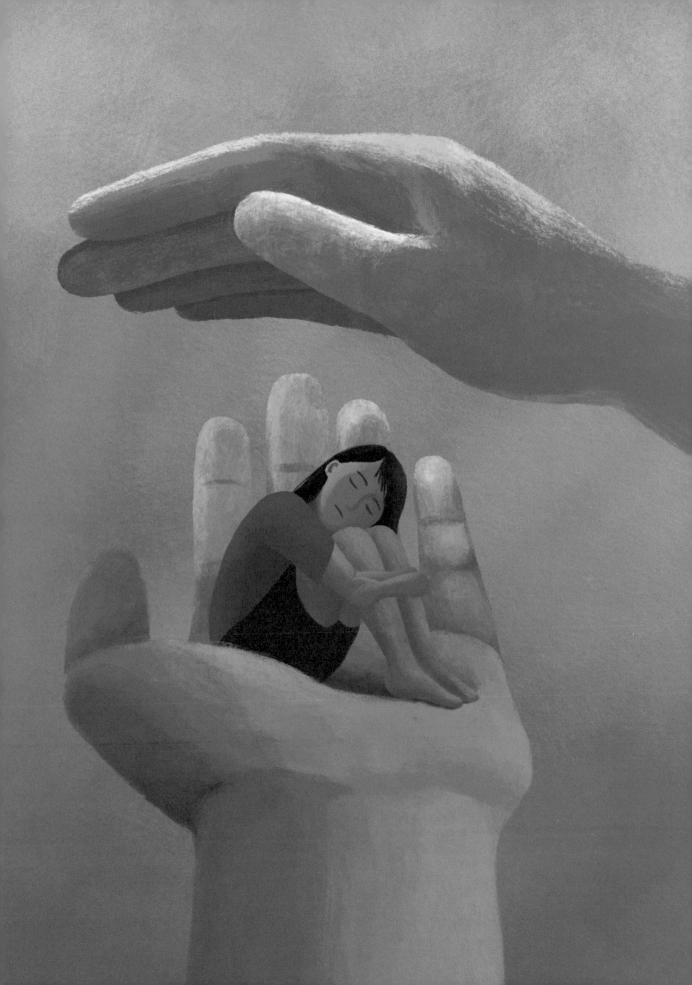

艾貝的難過衝破她緊閉的唇，
像在水底憋氣太久的人衝出水面那樣。

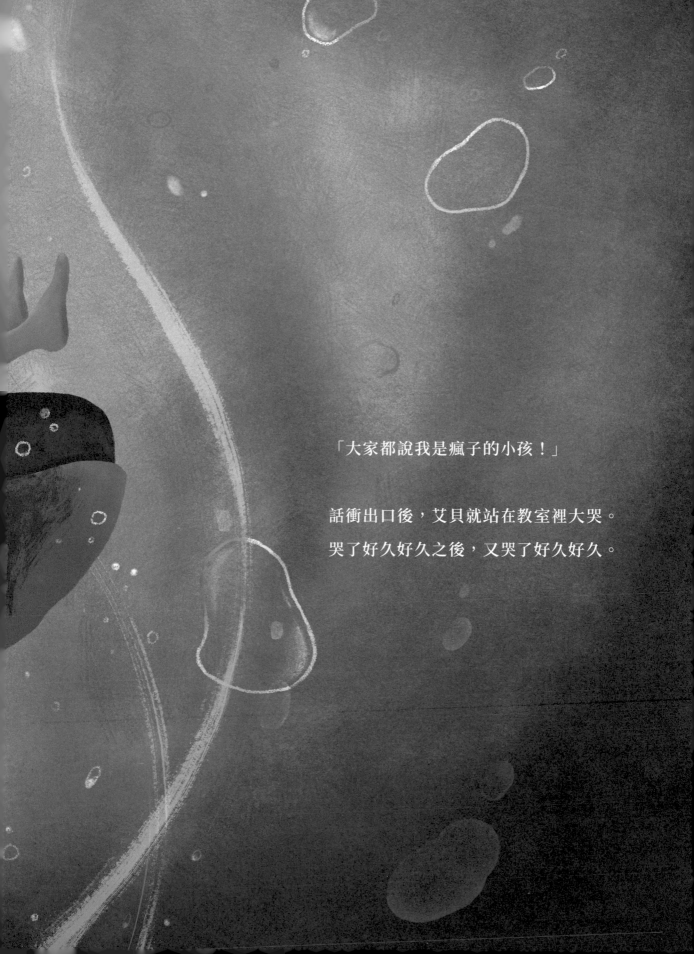

「大家都說我是瘋子的小孩!」

話衝出口後,艾貝就站在教室裡大哭。
哭了好久好久之後,又哭了好久好久。

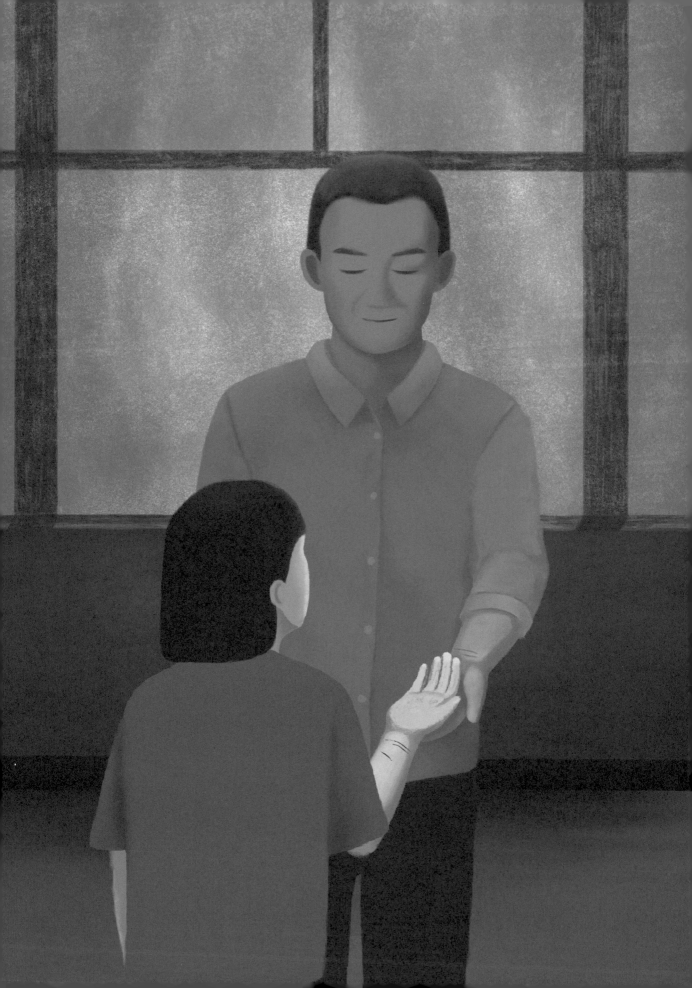

怪怪的媽媽、不講話的爸爸、總是嘲笑他的同學們⋯⋯，
艾貝邊哭邊跟國國說著十幾年來的苦水。

國國細心地聽著，沒急著回話。
等到艾貝把所有的秘密說完之後，國國靜靜地看著她，
牽著她的手說：「我跟你一樣。」

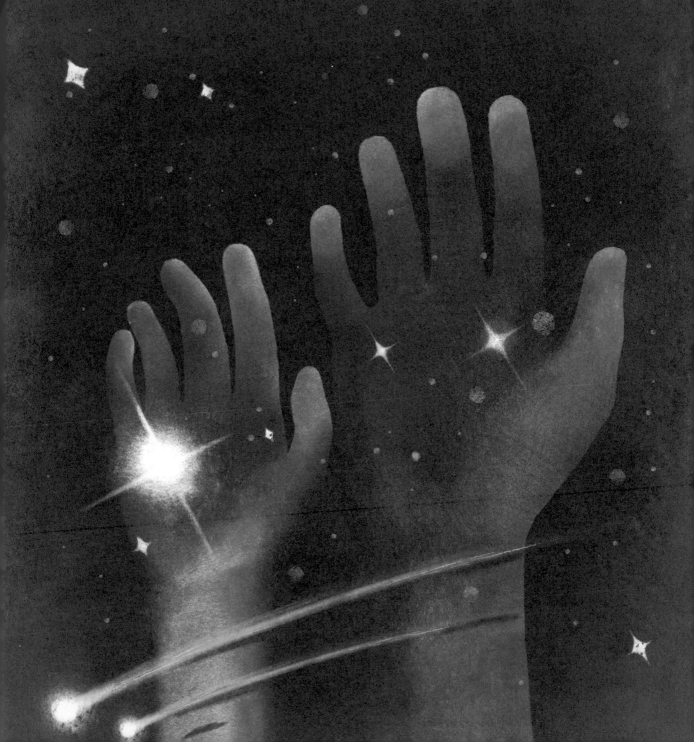

國國跟艾貝說，就像她的媽媽怪怪的一樣，
國國自己的爸爸媽媽也都怪怪的。

「艾貝，我們的家人怪怪的是因為他們生病了。
他們生了一場叫做『思覺失調症』的病。」

國國耐心地跟艾貝解釋，那個艾貝已經等了十幾年的解釋。

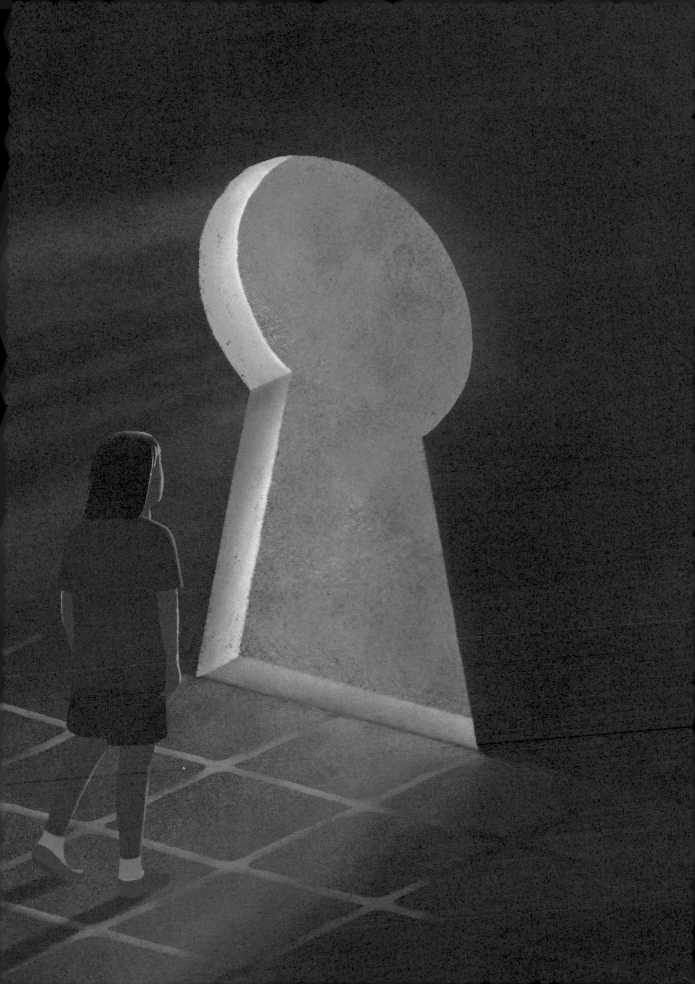

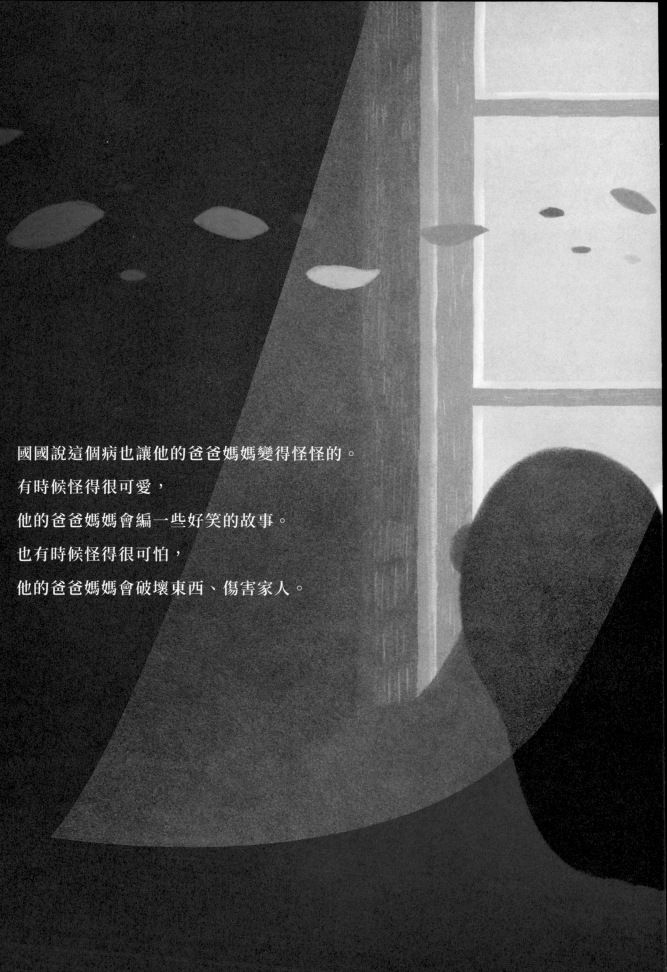

國國說這個病也讓他的爸爸媽媽變得怪怪的。

有時候怪得很可愛，

他的爸爸媽媽會編一些好笑的故事。

也有時候怪得很可怕，

他的爸爸媽媽會破壞東西、傷害家人。

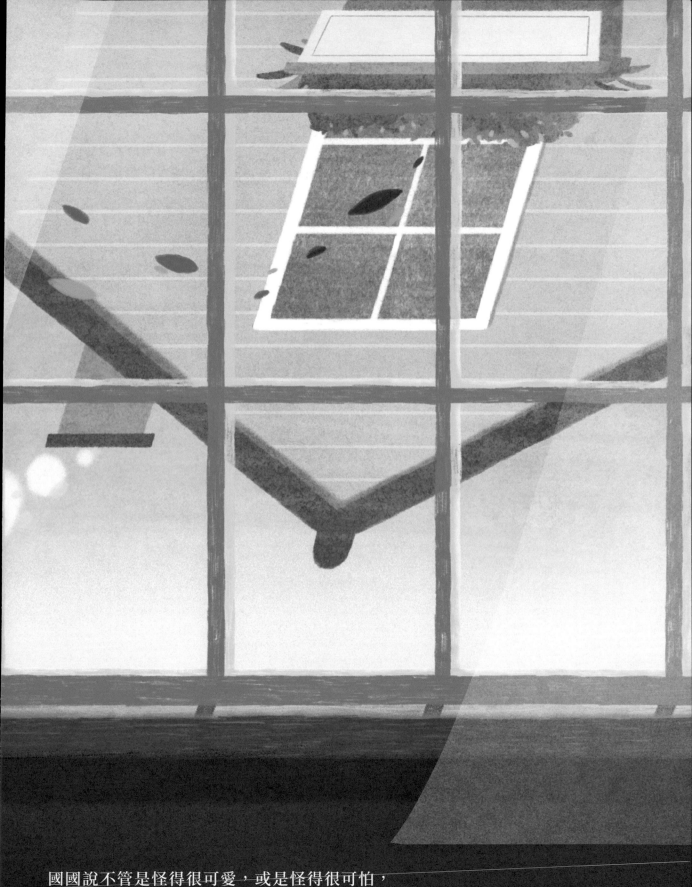

國國說不管是怪得很可愛，或是怪得很可怕，

在心被妄想和幻覺佔據的時候，
一個人就顧不了其他人、其他事了。
不管是心愛的人，或者是在意的事，
都會被擋在他的心門之外。
不管再怎麼用力敲門，也沒有用。

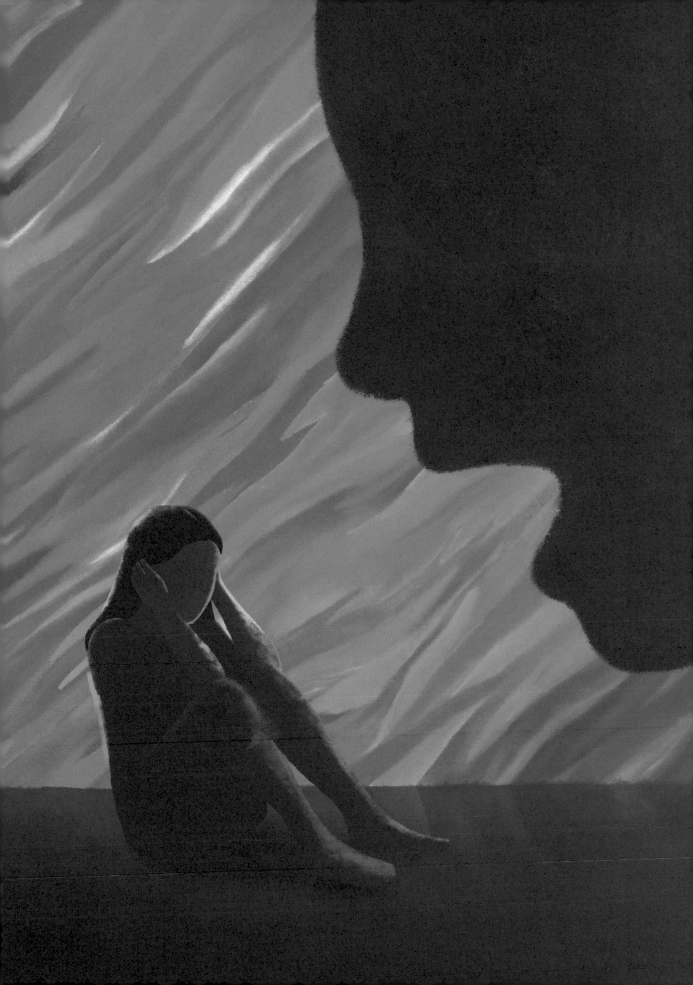

為了好好過日子，門後的他可能忙著安撫妄想和幻覺，
或者在和他們戰鬥，根本聽不見敲門聲。

還有另一種可能，門後的他為了跟幻覺和妄想和平相處，
已經忙到好累好累，就算聽見敲門聲，
也沒有多餘的力氣把門打開。

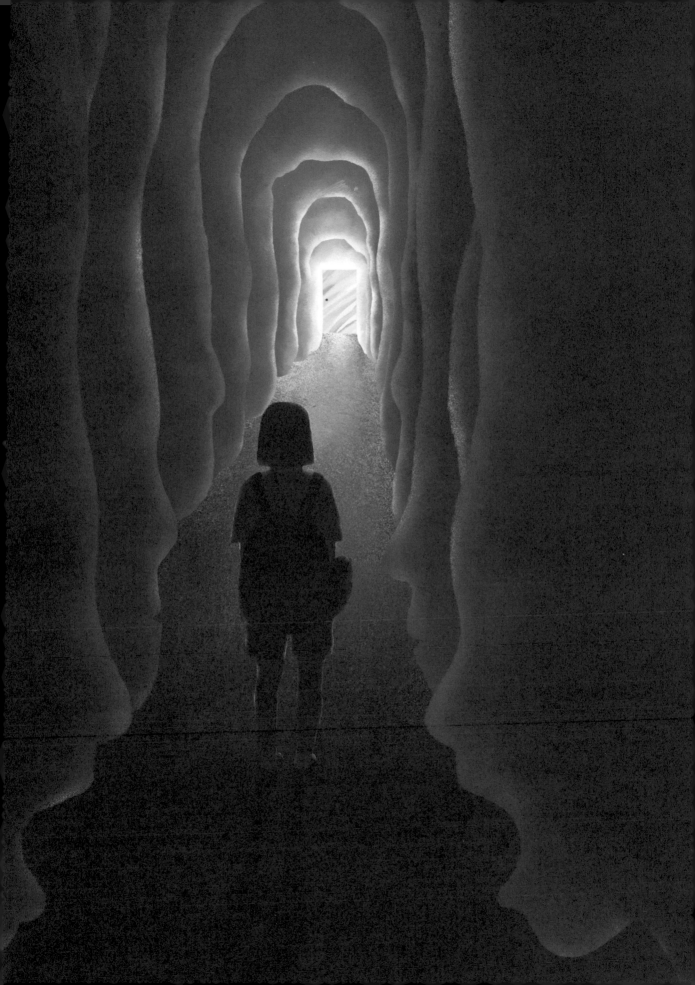

國國說他的爸爸媽媽因為這場病，幾乎把所有的時間跟精力都花在和幻覺
跟妄想的相處上，完全沒有辦法照顧國國，是他的奶奶獨自一人把他帶大的。

「我很心疼我的爸爸媽媽，更謝謝我的奶奶愛我。」

國國跟艾貝分享著，而他的眼角濕濕的。

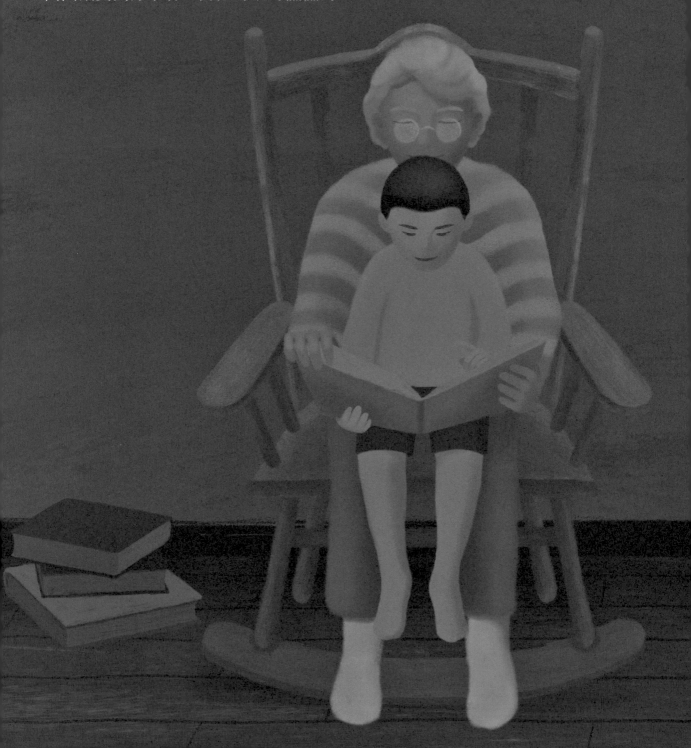

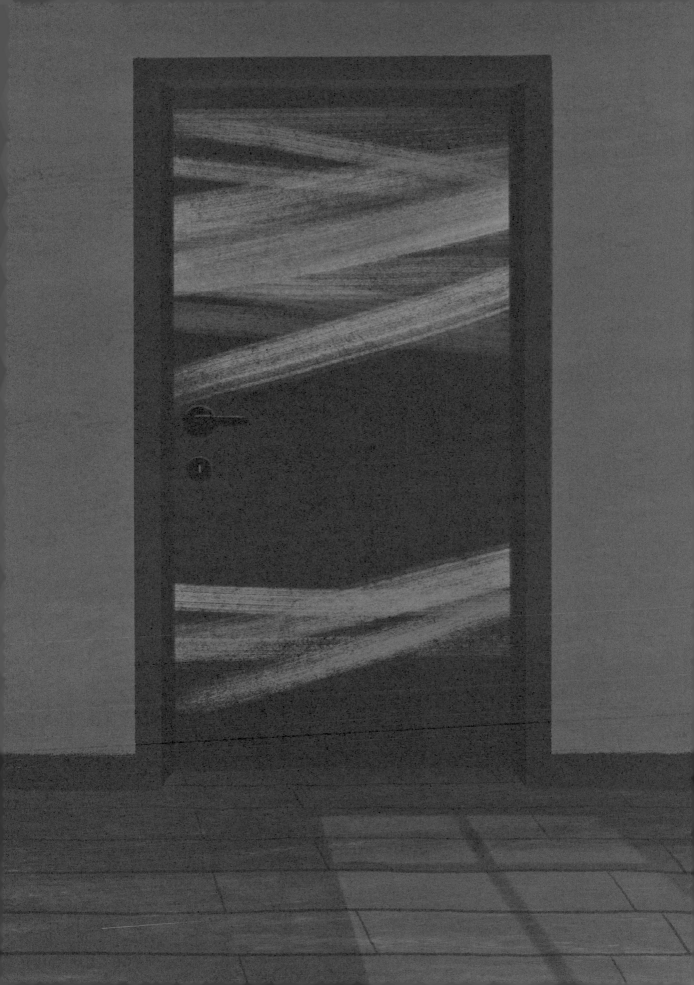

國國的分享，讓艾貝好像可以理解自己的媽媽了，
卻也帶來更多的疑問。
「是不是我不夠好、不夠乖，才害媽媽生病了？」

「艾貝，這跟你一點關係都沒有。這一切都不是你的錯。」
國國在安慰艾貝，也在說一個事實。

「那我媽媽為什麼會生這場病？」艾貝忍不住又哭了。

「我不知道。我只能說就像沒有人可以決定自己的出生一樣，
沒有人可以決定自己要不要生這場病。」國國很誠實地說。

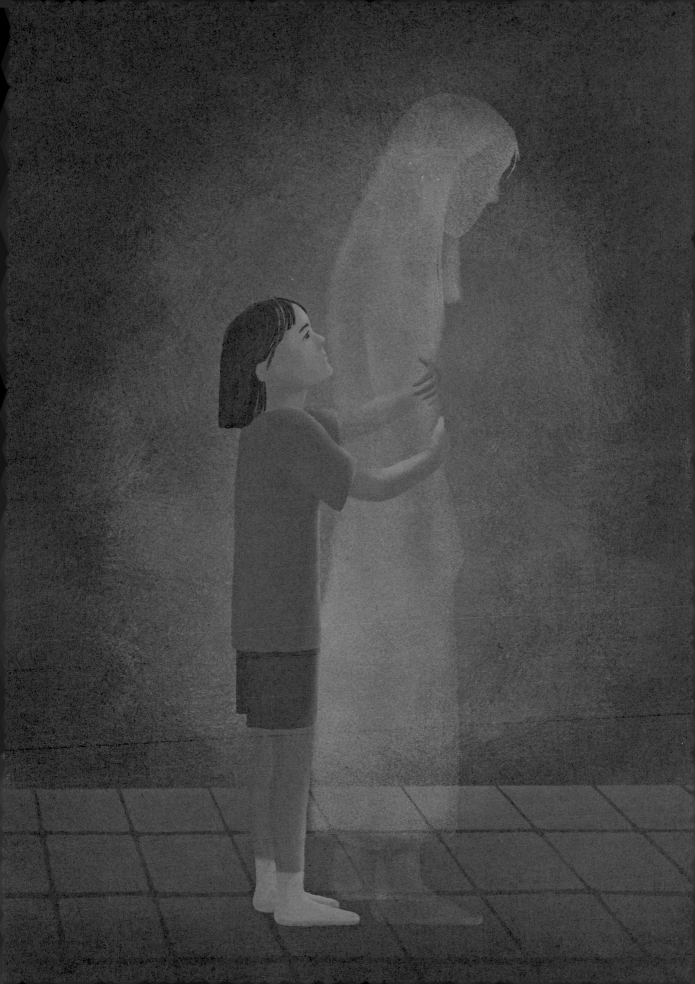

國國的回答，換來艾貝更多的淚水。淚水裡有心疼、有失望，
還有艾貝藏在心裡最深的恐懼。

艾貝看著國國，淚水卻停不下來。幾次深呼吸之後，
艾貝才鼓起勇氣問國國

「我也會生這場病嗎？」

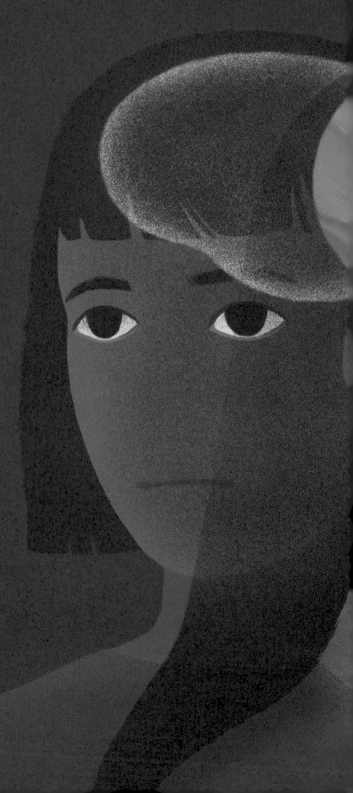

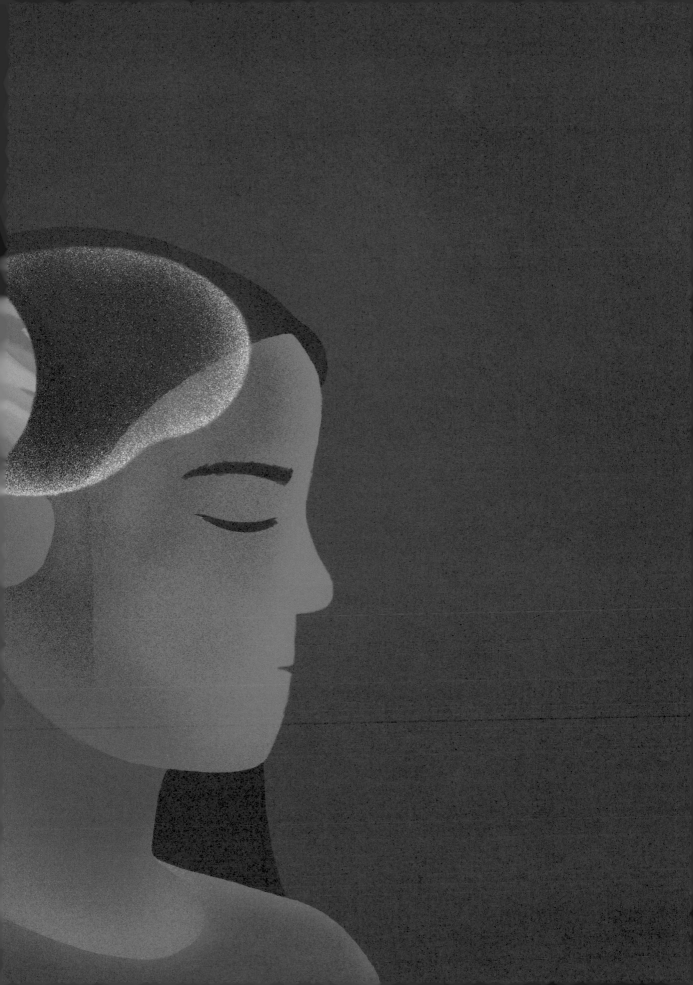

艾貝的問題，也曾經是國國的問題；艾貝的恐懼，也曾經是國國的恐懼。

「我不知道。」國國說。

「我只知道不管是誰，有秘密的時候、很難過的時候，都需要有人陪著。」
國國邊說，邊惜惜艾貝手上的傷痕。

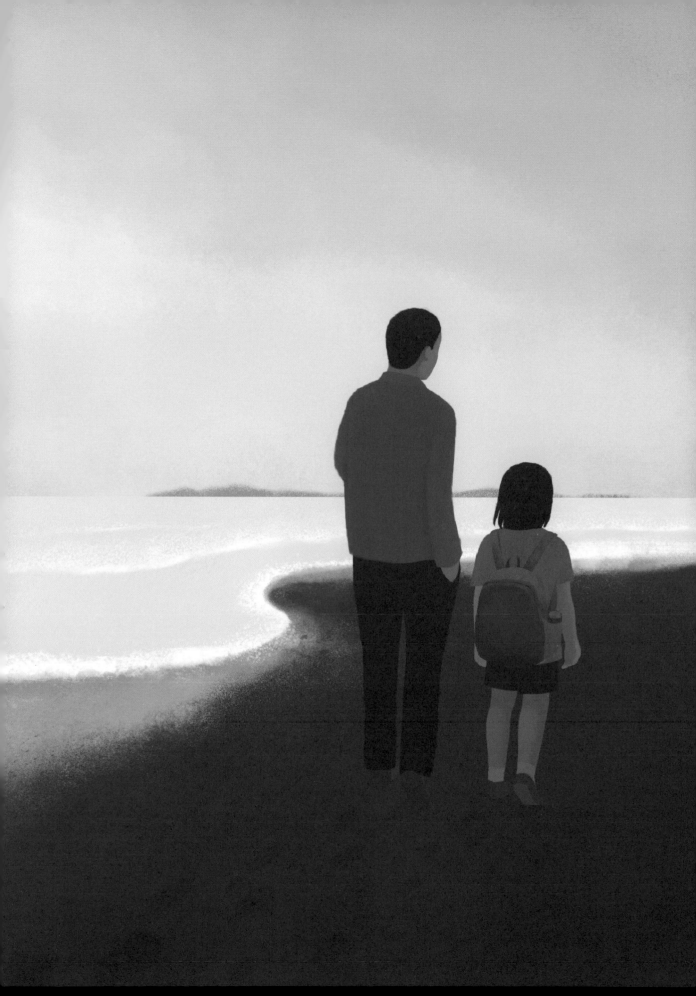

國國把艾貝抱入懷裡，很溫柔地對她說

「我很願意陪著你面對這些，不讓你一個人。」

就像國國的奶奶愛他一樣。

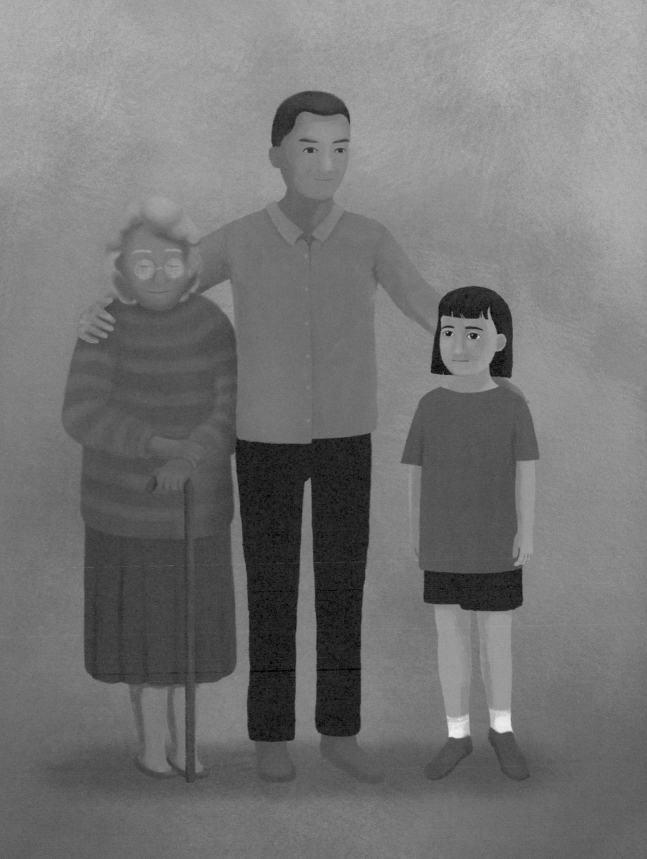

玩藝 111

一起走過愛的蠻荒：讓瞭解安撫恐懼，從思覺失調症體會被愛的失落與期盼

作　　　者—文國士

書籍設計—林筱敏（Finger and Toe）

專案經理—高郁傑（Finger and Toe）

責任編輯—王苹儒

行銷企劃—宋　安

總 編 輯—周湘琦

董 事 長—趙政岷

出 版 者—時報文化出版企業股份有限公司

　　　　　108019台北市和平西路三段240號2樓

　　　　　發行專線—(02)2306-6842

　　　　　讀者服務專線—0800-231-705　(02)2304-7103

　　　　　讀者服務傳真—(02)2304-6858

　　　　　郵撥—19344724時報文化出版公司

　　　　　信箱—10899臺北華江橋郵局第99信箱

時報悅讀網—http://www.readingtimes.com.tw

電子郵件信箱—books@readingtimes.com.tw

法律顧問— 理律法律事務所　陳長文律師、李念祖律師

印　　　刷— 華展印刷有限公司

初版一刷— 2021年11月26日

定　　　價— 新台幣350元